LE
CHOLÉRA MORBUS

TRAITÉ EN RUSSIE

PAR L'HOMOEOPATHIE

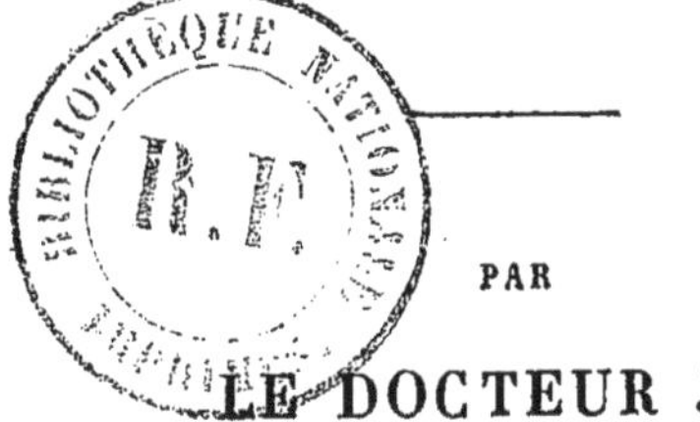

PAR

LE DOCTEUR JAL

Attaché à la direction des théâtres impériaux de Saint-Pétersbourg,
chevalier de la Légion-d'Honneur,
membre correspondant de la société Hahnemannienne de Paris.

PARIS

CHEZ P. BARTHÈS ET Cⁱᵉ, LIBRAIRES
1 bis, RUE DE VERNEUIL

J.-B. BAILLIÈRE, LIBRAIRE
17, RUE DE L'ÉCOLE-DE-MÉDECINE

ET A LA PHARMACIE HOMOEOPATHIQUE DE CATELLAN
15, RUE DU HELDER

—

1848

LE
CHOLÉRA MORBUS

TRAITÉ EN RUSSIE

PAR L'HOMOEOPATHIE

PAR

LE DOCTEUR JAL

Attaché à la direction des théâtres impériaux de Saint-Pétersbourg,
chevalier de la Légion-d'Honneur,
membre correspondant de la société Hahnemannienne de Paris.

PARIS

CHEZ P. BARTHÈS ET Cie, LIBRAIRES
1 bis, RUE DE VERNEUIL

J.-B. BAILLIÈRE, LIBRAIRE
17, RUE DE L'ÉCOLE-DE-MÉDECINE

ET A LA PHARMACIE HOMOEOPATHIQUE DE CATELLAN
15, RUE DU HELDER

1848

Les épidémies sont les champs de bataille du médecin. Dès que, sur un point du globe, en sévit une, dès que la rumeur des populations effrayées annonce son approche, il doit se préparer à la combattre avec toutes ses armes. À quelque doctrine qu'il appartienne, il doit à tous le tribut de son savoir et de son expérience ; car, en présence du fléau, l'humanité tout entière a droit de le lui demander. Lorsque sonne l'heure du danger commun, celle des discussions de systèmes est passée.

Aussi, en me présentant aujourd'hui dans l'arène, n'ai-je pas la pensée d'élever une controverse scientifique, ou de réclamer pour l'homœopathie un rang que nulle part, d'ailleurs, on ne songe plus à lui disputer. Vérité découverte par le génie et désormais incontestée, elle vient, au jour du péril, prendre sa place à côté des doctrines ses sœurs, place que chaque année, chaque jour lui fait plus belle et que, par conséquent, elle a pour devoir sacré de remplir chaque jour avec plus de zèle et de dévouement.

Parmi les maladies épidémiques que l'on compte, avec raison, au nombre des grandes calamités publiques, il en est une dont le nom seul glace notre génération d'épouvante.

Peu d'années se sont écoulées depuis que nous avons vu le cho-

1.

léra morbus sillonner l'Europe, avec la capricieuse rapidité de la foudre, marquer, comme elle, son passage par la dévastation et la mort, décimer en quelques semaines des provinces populeuses et florissantes : et voilà que, de nouveau, il a envahi les gouvernements méridionaux de la Russie.

Mais la terreur ne fut jamais une arme défensive, et d'ailleurs la fuite est souvent inutile à l'approche d'un mal dont la course irrégulière dérange tous les calculs et déjoue toutes les prévisions. Il faut donc se préparer à le regarder en face et à résister victorieusement à ses attaques.

C'est dans ce but que j'adresse cet écrit à ceux dont les sympathies sont déjà acquises à l'homœopathie, et à ceux qui voudraient lui demander des secours qu'ils n'espéreraient pas des anciennes doctrines médicales : c'est dans ce but que je veux dire à tous ce que l'homœopathie a fait contre le choléra et ce qu'elle peut faire encore.

Je n'ai pas l'intention d'écrire une monographie du choléra morbus épidémique. D'une part, je resterais peut-être au dessous de mon sujet, et de l'autre, tant de bons ouvrages existent sur cette matière que je ne pourrais rien ajouter à ce qui a été écrit au point de vue pathologique. Que dirais-je de plus, que dirais-je de mieux que ce qu'on peut lire dans l'excellent rapport fait, en 1832, par un des médecins les plus savants de ce vaste empire, par M. le docteur Markus ?

Mettre autant que possible à la portée de tout le monde le traitement homœopathique du choléra morbus ; placer en regard des symptômes de chaque degré de la maladie, le médicament désigné par la loi des semblables, et sanctionné par l'expérience, donner à chacun les moyens de porter un secours immédiat à un parent ou à un ami, au moment même où il est atteint, tel est le but que je me suis proposé.

Il y a trente ans que, parti des bords du Gange, le choléra morbus, en s'étendant sur l'Asie et l'Europe, en décima les populations. En dix-huit mois, il parcourut une étendue de 47,000 lieues carrées, sous les latitudes les plus différentes : il fut aussi implacable sous un froid de 16 degrés que par une chaleur de 32. Le sol brûlant de l'Inde et la terre glacée de la Sibérie n'apportèrent aucune modification à sa marche. L'élévation des contrées au-dessus du niveau de la mer ne put les soustraire aux ravages de la maladie, et les grandes chaînes de montagnes, telles que le Caucase et l'Himalaya, furent traversées avec la même violence que les vallées profondes et les embouchures marécageuses de l'Euphrate et du Volga.

Une maladie aussi terrible fixa bientôt l'attention générale, et les médecins de tous les pays recherchèrent avec empressement, dans leurs arsenaux pharmaceutiques, des armes assez puissantes pour combattre et détruire un aussi redoutable ennemi. Tout fut employé : le froid et le chaud, le sec et l'humide, la recette de l'ignorance comme la formule du savoir : les uns, ne voyant dans la maladie qu'une débilité extrême, un anéantissement des forces de la vie, administrèrent les échauffants, les excitants, les stimulants sous toutes les formes ; les autres, la regardant comme une violente inflammation de quelques organes importants, conseillèrent les débilitants et les antiphlogistiques : tous enfin firent, avec un zèle et un dévouement au-dessus des plus grands éloges, l'application de tous les moyens qui leur étaient connus ; mais, quel qu'ait été le mode de traitement suivi en Europe comme en Asie, on n'est arrivé qu'à des résultats peu consolants, puisque les tables de mortalité prouvent que, parvenu au terme de ses ravages, le fléau a moissonné la moitié des malades.

De pareils faits devaient apporter le doute sur la puissance des agents thérapeutiques employés et engager tout praticien consciencieux à rechercher s'il n'y aurait pas des moyens curatifs autres que ceux mis en usage par les anciennes doctrines médicales, dont les ressources étaient aussi insuffisantes.

L'homœopathie offrit alors sa loi et ses moyens, et la scène changea.

Dans différentes contrées de l'Europe, le choléra fut attaqué vigoureusement par les disciples de Hahnemann. Pendant que les allopathes se perdaient en mille conjectures savantes sur la nature du mal, et variaient leurs agents thérapeutiques comme leurs hypothèses sur l'essence de la maladie, les homœopathes, guidés par l'ensemble des phénomènes morbides, administrèrent les remèdes indiqués par la loi des semblables, et de nombreux succès vinrent couronner leurs efforts.

Dans toute l'histoire de l'homœopathie on ne trouve pas de faits plus glorieux pour elle, plus capable de démontrer sa valeur que les résultats qu'elle a obtenus dans le traitement du choléra morbus. Je vais en fournir la preuve en citant quelques exemples empruntés à la pratique de plusieurs médecins homœopathes russes, allemands et français.

Le docteur Seider, stadt physicus de la ville de Wischney-Wolotschëk, gouvernement de Twer, a traité 209 cholériques; 93 n'ayant pas voulu se soumettre au traitement homœopathique, il s'est vu forcé, malgré toute sa répugnance, à les traiter allopathiquement. Sur les 93, 60 sont morts; de 116 traités homœopathiquement, 23 sont morts, dont 9 par suite d'écarts de régime et 4 après avoir changé de traitement. Un autre médecin de la même ville a traité tous ses malades allopathiquement et en a perdu 70 sur 106.

A Tischnovitz, en Moravie, les docteurs Gerstel et Wreka ont traité 581 cholériques et en ont guéri 532.

Le docteur Bakody, de la ville libre de Raab en Hongrie, a traité, depuis le 28 juillet jusqu'au 8 septembre 1831, 223 malades : du choléra sporadique 69, guéris 67, morts 2; du choléra épidémique 154, guéris 148, morts 6.

A Vienne, le docteur P. Weith a traité 125 malades et n'en a perdu que 3, et cela pendant que l'épidémie était dans son plus haut degré d'intensité.

Dans la même ville, le docteur Lichtenfeltz a traité 40 malades et en a guéri 37.

Le docteur Schrœler, à Lemberg, a traité 27 malades et en a guéri 26.

A Berlin, le docteur Stecker a guéri 25 malades sur 31 qui ont demandé ses soins.

Le docteur Hanush, de Prague, n'a perdu que 6 malades sur 84.

A Brünn et à Paris, le docteur Quin a traité 56 cholériques et en a guéri 53.

A Angers, 12 cholériques ont été traités homœopathiquement à l'hôpital Saint-Jean, et 11 ont été guéris.

A Bordeaux, le docteur Mabit en a traité 31 dans son hôpital et en a guéri 21.

Au mois de juillet 1835, je fus envoyé dans le midi de la France par M. le comte Duchâtel, alors ministre du commerce, pour unir mes efforts à ceux des médecins de ces malheureuses contrées.

J'arrivai à Marseille le 23 juillet. Le choléra sévissait, pour la seconde fois, contre la population de cette importante cité, et l'épidémie marchait d'un pas rapide vers son plus haut point de développement. Je trouvai dans cette ville le docteur Duplat, médecin homœopathe ayant traité le choléra avec le plus grand succès pendant la première invasion ; et, quelque temps après mon arrivée, le docteur Peyrussel, de Lyon, vint partager nos travaux.

Désirant opérer sur une grande échelle, je demandai à l'autorité, pour mes collègues et pour moi, une ambulance qui me fut refusée, malgré la mission officielle que je venais remplir, tant était grande encore à cette époque l'influence des anciennes routines. Nous dûmes donc nous borner à traiter des malades en ville ; le chiffre ne s'en éleva pas à plus de 87, dont 78 furent guéris, et cela pendant la période ascendante de l'épidémie comme pendant la période décroissante.

Ce petit nombre de malades a suffi cependant pour me fournir l'occasion d'observer la maladie sous toutes ses formes, de la suivre dans tous ses degrés et de me convaincre, par l'application que j'en ai faite, de l'efficacité du traitement homœopathique.

Au reste, à l'appui de ce que j'avance, je vais joindre ici un tableau comparatif des résultats obtenus par les doctrines anciennes et par la doctrine nouvelle, et mettre ainsi dans tout son jour, par la simple exposition des faits, la puissance d'un traitement dont ma propre expérience, unie à celle de tant d'hommes éclairés et consciencieux, m'a si bien démontré l'incontestable supériorité.

RÉSULTAT DES TRAITEMENTS ORDINAIRES.

CONTRÉES.	ÉPOQUES.	NOMBRE des			PROPORTION DES DÉCÈS sur 100 cholériques.	AUTEURS et OBSERVATIONS.
		Cholériques.	GUÉRIS.	Morts.		
RUSSIE.	Jusqu'en septembre 1831.	116,517	52,951	63,666	55	Dr Lombard; Notes historiques 1832.
PRUSSE.	Novembre 1831.	39,208	16,075	23,133	60	Idem.
AUTRICHE. Vienne.	Octobre.	4,500	3,140	1,360	31	Dr Schveichbert, hom. Zeitung 1832.
HONGRIE. Idem.	Idem.	318,128	175,452	142,676	45	Idem.
POLOGNE.	Juin 1831.	2,569	1,107	1,462	55	Dr Brière de Boismont.
HAMBOURG.	Novembre 1831.	710	330	380	54	Dr Schveickbert.
MORAVIE.	Janvier 1832.	151	96	55	36	Dr Brière de Boismont.
PARIS. Hôpiteux.	1831. 1832.	10,275	4,990	5,285	50	Gazette médicale de Paris 1832.
BORDEAUX. Hôpitaux. A domicile.	1832.	104 294	32 58	72 236	69 80	Regist. de l'hôpital et de l'état civil. Registres de la mairie et de l'état civil.
MARSEILLE.	1835.	1,297	499	798	61	Idem.
TOULON.	1835.	1,174	58	1,116	95	Bulletin thérapeutique 1835.
DIVERSES localités.	. . . . .	405,886	184,044	222,342	54 $^{1}/_{2}$	Fortschritte und Leistungen der hom. von h. Rosenberg. Leipzig 1843.
		901,413	438,832	462,581		

Ainsi, sur 901,413 malades, l'allopathie en a perdu 462,581, soit 51 $^{1}/_{2}$ pour 0/0.

L'allopathie a donc perdu environ 6 fois et

RÉSULTAT DES TRAITEMENTS HOMOEOPATHIQUES.

CONTRÉES.	ÉPOQUES.	NOMBRE des			PROPORTION DES DÉCÈS sur 100 cholériques.	AUTEURS et OBSERVATIONS.
		Cholériques.	GUÉRIS.	Morts.		
RUSSIE.	Septembre. 1831.	109	86	23	21	Dr Seider, Archives 1832.
PRUSSE. Berlin.	Novembre.	31	25	6	19	Dr Stecker; Archives, 12e volume.
AUTRICHE. Vienne.	Idem.	581	532	49	8	Drs Lichtenfeltz, Weith, etc.
HONGRIE. Raab.	Septembre.	223	215	8	3 $^{1}/_{2}$	Dr Bakody; Archives, 11e volume.
GALLICIE. Lemberg.		27	26	1	3 $^{2}/_{3}$	
MORAVIE. Tischnovitz		581	522	59	10	Drs Geratel et Wrska, hom. Zeitung.
REANN. Paris.		56	53	3	5	Dr Quin.
BOHÊME. Prague.		84	78	6	7	Dr Hanush.
BORDEAUX.		31	25	6	19	Dr Mabit.
ANGERS.		12	11	1	8	Dr Ouvrard.
MARSEILLE.		87	78	9	10	Drs Duplat, Jal, Peyrussel.
ESPAGNE.		600	589	11	2	Dr Daltes, correspondance du Dr Magendie.
DIVERSES localités.	. . . . .	14,014	12,748	1,266	9	Fortschritte und Leistungen, der hom. von h. Rosenberg. Leipzig 1843.
		16,436	14,988	1,448		

Et l'homœopathie, sur 16,436, a perdu 1,448, soit 8 $^{1}/_{2}$ pour 0/0.
demie autant de malades que l'homœopathie.

Tableau des malades atteints du choléra et traités à l'hôpital homœopathique de Vienne, depuis le 1ᵉʳ juillet—4 octobre 1836.

AGE.	MALADES		GUÉRIS		HOMMES MORTS EN HEURES						SOMME.	FEMMES MORTES EN HEURES						SOMME.
	hommes.	femmes.	hommes.	femmes.	3	6	9	12	15	24—+		3	6	9	12	15	24—+	
1—5	—	9	—	6	—	—	—	—	—	—	—	—	1	—	—	—	2	3
5—10	12	11	9	10	1	1	—	—	—	1	3	1	—	—	—	—	—	1
10—20	67	76	54	65	1	2	1	1	—	8	13	—	1	—	5	—	5	11
20—30	68	122	46	94	3	6	—	4	1	8	22	—	4	1	4	2	17	28
30—40	43	68	27	52	3	2	1	2	1	7	16	1	4	—	1	—	10	16
40—50	42	61	24	38	4	1	2	3	3	8	18	8	1	—	1	—	13	23
50—60	37	44	17	22	1	2	3	—	—	14	20	1	—	—	3	—	18	22
60—70	17	27	4	9	5	2	—	1	1	4	13	2	3	1	1	—	11	18
70—80	9	15	5	5	2	—	—	1	—	1	4	2	—	2	—	—	6	10
80—90	—	4	—	1	—	—	—	—	—	1	—	2	—	—	—	—	1	3
Somme.	295	437	186	302	17	16	7	12	6	51	109	17	14	4	15	2	83	135
	732		488		244													

Depuis longtemps déjà, le choléra morbus asiatique n'occupait plus, en Europe, la pensée que de quelques savants et studieux médecins, qui prévoyaient, à une époque indéterminée, une nouvelle invasion du fléau. Les populations, naguère si cruellement désolées par lui, le regardaient comme un souvenir de tristesse et d'effroi, rendormi qu'elles le croyaient, pour des siècles, au fond de l'Inde, son séjour ordinaire, lorsqu'il y a bientôt un an il a franchi de nouveau les frontières de la Russie. Au mois de novembre 1846, il a éclaté dans le gouvernement de Schémakha, aux mêmes lieux où d'abord il avait paru en 1830. Il suit aujourd'hui la même route; il n'a varié ni dans son caractère, ni dans son intensité : aujourd'hui comme alors, la mort a établi son empire dans les belles contrées du midi de la Russie, et marque chaque jour, de son doigt glacé, de nombreuses et nouvelles victimes; car, d'après la statistique que j'emprunte au journal de Saint-Pétersbourg, la mortalité est en commune de 52 p. %.

On lit dans le numéro du 3 septembre ce qui suit : « Dans le gou» vernement de Saratoff, la marche de l'épidémie actuelle n'est pas » aussi rapide qu'en 1830. Pour la plupart du temps, elle dure 2 à » 3 jours. Peu d'entre les malades, attaqués au commencement de » l'épidémie, sont sauvés; mais, par la suite, l'intensité du fléau » diminue. La convalescence est, en général, fort longue et la ma» ladie se convertit souvent en typhus. » Je ne vois pas une grande différence avec l'épidémie de 1830, car à Saratoff, du 22 au 28 août, il y a eu 1,395 nouveaux cas et 1,242 décès.

Quant au typhus, qui succède souvent au choléra, n'en devons-nous pas rechercher la cause dans l'emploi des stimulants énergiques à l'aide desquels on cherche à provoquer une réaction qui, lorsqu'elle a lieu, transforme le choléra en une maladie dont les conséquences sont si fréquemment identiques? Et, de tout temps, l'emploi de ces excitants, surnommés remèdes héroïques, a été suivi des mêmes résultats. Dans l'épidémie qui ravagea l'Inde de 1817 à 1825, on publia, à Madras, une instruction pour le traitement de la maladie. Après avoir recommandé l'esprit de *térébenthine*, le *laudanum*, la *menthe*, le *calomelas*, *l'éther*, etc., etc., etc., on termine en prescrivant une mixture composée de *piment*, d'*opium*, de *camphre*, de *cardamome* infusés dans de l'eau-de-vie, pour, le croirat-on ! étancher la soif du malade. Lorsque cette recette eut été rendue publique, on administra amplement ce mélange monstrueux. Si une demi-bouteille exaspérait la maladie, augmentait le froid des pieds, annulait le pouls, le patient était tenu d'en avaler une entière. Cette pratique a porté ses fruits : des familles nombreuses ont été moissonnées, des cités populeuses ont perdu la moitié de leurs habitants ; l'Inde a été couverte de deuil.

Ainsi le choléra, à lui seul, a épuisé tout ce qu'avaient acquis à la science plus de dix siècles d'expérimentations cliniques, traité qu'on l'a vu, avec une ardeur et une variété sans bornes, par des milliers de praticiens dévoués et savants, de toutes les écoles et de tous les climats. Ils n'ont pu, malgré tous leurs efforts, obtenir un résultat moins désolant qu'une mortalité de 40 pour 100 ; tandis que de prime abord, avec l'expérimentation sur l'homme sain, l'homœopathie en est arrivée à réduire d'une manière remarquable ce chiffre effrayant, car elle n'a perdu que huit malades sur cent.

Quelle est la cause essentielle du choléra asiatique ? Est-elle dans un état particulier de l'atmosphère, dans des émanations qui s'élèvent de la terre, dans la présence d'un miasme prenant naissance dans le lieu même ou éclate l'épidémie, ou est-il apporté tout formé d'un lieu plus ou moins éloigné ? Est-ce une altération chimique de l'air, ou l'apparition d'animalcules imperceptibles qui agissent sur l'économie animale à la manière des poisons ? Il faut avouer notre ignorance, et convenir que la science n'a pu donner encore, sur les causes du choléra, que des hypothèses plus ou moins ingénieuses, mais nullement satisfaisantes. Est-on mieux parvenu à connaître son mode de propagation ? Pas davantage. Je n'ai pas la prétention d'aborder ces grandes et mystérieuses questions. De plus habiles se sont égarés dans ce labyrinthe, et d'ailleurs, à mon point de vue, la solution du problème n'amènerait aucune modification dans le traitement.

Les causes prédisposantes au développement du choléra sont : un affaiblissement général de l'organisme, déterminé par quelque ancienne maladie ; l'ébranlement du système nerveux ; l'altération des fluides du corps humain, suite d'une mauvaise nutrition ou d'habitudes pernicieuses telles que la boisson et la débauche, les affections morales, etc., etc., etc.

L'existence presque constante du choléra dans l'Inde , ne tient-elle pas , d'une part, à la constitution molle et lymphatique des habitants, et de l'autre à leur alimentation débilitante, composée de riz, de lait caillé, de légumes, de feuilles tendres et d'eau tiède pour boisson ? Un pareil régime ne permet pas aux organes digestifs de réagir contre les influences épidémiques.

On a écrit que, si l'on comparait le chiffre des individus atteints du choléra à Berlin, Vienne, Hambourg, avec celui fourni par Moscou, Saint-Pétersbourg , Riga , il serait facile d'en conclure que cette maladie a trouvé, dans la constitution physique des peuples de l'Allemagne , une force de résistance que ne lui opposait pas celle des populations de la Russie. On a cherché à expliquer cette différence par la présence d'un acide libre dans le sang allemand.... Ne serait-il pas plus exact de l'expliquer par une plus grande sobriété et une meilleure application des lois de l'hygiène ?

Les causes accidentelles ou déterminantes sont : le refroidissement, les indigestions , les affections morales.

Les auteurs qui ont écrit sur le choléra ont assigné plusieurs périodes au développement successif de ses symptômes. Je ne pense pas qu'il soit possible d'établir, bien exactement, la ligne de démarcation qui sépare ces périodes. Quant à moi , soit à Paris pendant les épidémies de 1831 et 1832, soit dans les départements méridionaux de la France en 1835, je n'ai jamais reconnu , dans le choléra, que deux grandes périodes, l'une d'action ou de combat livré par la maladie à l'organisme, l'autre de réaction ou de soulèvement de l'organisme contre le principe cholérique : ces deux phases renferment tout ce qui est relatif à la marche de la maladie depuis son début jusqu'à sa terminaison. Cette division me paraissant la plus conforme aux deux effets opposés qui s'observent dans l'économie animale, je la conserverai ici; mais, pour la facilité de l'application des agents homœopathiques aux différents groupes de symptômes, je diviserai la première période en trois degrés.

PREMIÈRE PÉRIODE.

ACTION.

—

PREMIER DEGRÉ.

DÉBUT.

Quelque temps avant que le choléra épidémique fasse irruption dans une contrée, ou au moment même où il s'y manifeste, la population est plus ou moins fortement impressionnée par les approches de la maladie, dont l'influence se fait sentir de préférence sur les organes digestifs, en troublant leurs fonctions à des degrés différents. Cet état a été nommé cholérine, à cause du peu de gravité des symptômes qui le caractérisent ; mais cette dénomination, qui s'applique à ce qu'on est trop disposé à ne regarder que comme une légère indisposition, peut avoir un grand inconvénient, celui d'endormir dans une fausse sécurité ceux qui en sont atteints, surtout s'ils appartiennent à cette classe de la population qui, par sa négligence ou par sa position, n'est entourée d'aucune précaution hygiénique.

Ce trouble des voies digestives, qui, dans les temps ordinaires, appelle peu l'attention de celui qui le ressent, exige, au contraire, toute sa sollicitude lorsqu'il se manifeste sous une influence cholérique, car il est l'avant-coureur le plus ordinaire du choléra asiatique ; et si l'individu, au lieu de prendre un peu de repos et de demander les secours qui conviennent à sa situation, continue à se livrer à ses travaux et prend la même quantité d'aliments et de boissons, les conséquences les plus graves peuvent en résulter.

Voici la description des phénomènes que l'on remarque en pareil cas : lassitude générale, pesanteur de tête, céphalalgie frontale, expression particulière d'inquiétude et d'anxiété dans les traits de la face ; langue pâteuse et humide, soif, malaise et chaleur à l'estomac,

borborygmes, coliques suivies d'évacuations alvines de matières
d'abord fécales, jaunes et abondantes, avec faiblesse des jambes ; le
pouls est peu changé ; plus tard, la face prend l'aspect maladif, un
cercle livide entoure les yeux, la bouche se remplit de mucosités
épaisses ; les selles sont précédées de bruit et de gargouillement
dans le ventre, elles deviennent aqueuses et sont parsemées de matières analogues à des grains de riz ; l'urine devenue un peu trouble
est moins abondante ; le corps conserve sa chaleur ; quelquefois,
cependant, les membres inférieurs se refroidissent, le sommeil est
inquiet et fréquemment interrompu ; bientôt les yeux s'enfoncent,
la face se crispe, et, si de prompts secours ne sont administrés, la
maladie peut passer rapidement au plus haut point de son développement.

La durée de ce premier degré peut être de 20 minutes à 12, 15
ou 20 heures.

L'invasion du choléra a lieu aussi quelquefois d'une manière
brusque, sans aucun symptôme précurseur, et atteint en quelques
heures sa plus grande intensité. Ces attaques foudroyantes s'observent surtout pendant la phase ascendante de l'épidémie, et sont
rares à l'époque de sa décroissance.

DEUXIÈME DEGRÉ.

DÉVELOPPEMENT.

Les symptômes du début s'aggravent ; les douleurs de tête augmentent et sont accompagnées de vertiges ; les yeux se dépriment et
les paupières revêtent une couleur violacée ; la face se décompose ;
la soif devient excessive ; il y a vomissements de matières, alimen-
taires d'abord, puis aqueuses et blanchâtres : le malade demande
sans cesse à boire et désire des boissons froides ; mais, quelque
petite qu'en soit la quantité, elles sont immédiatement rejetées ; en
même temps, fréquentes envies d'aller à la selle, suivies de déjections promptes et abondantes de matières blanchâtres et floconneuses
dans lesquelles les traces de bile disparaissent. Leur quantité est

telle qu'on s'étonne que les organes digestifs puissent les contenir. Le pouls s'affaiblit et devient filiforme pour disparaître bientôt; la douleur épigastrique augmente, elle est accompagnée d'une vive anxiété précordiale, avec sensation de brûlure dans le ventre. Quelques malades se croient saisis par une main de fer brûlante qui étreint l'épigastre et la base de la poitrine; la voix devient rauque et perd peu à peu de sa force, au point d'être à peine entendue; les paroles sont, comme l'a dit le professeur Broussais, plutôt soufflées que prononcées; la langue est nette ou recouverte d'un léger enduit grisâtre; les sécrétions tendent à se tarir, l'urine coule goutte à goutte et bientôt est supprimée totalement; les crampes se manifestent d'abord aux jambes, puis se propagent au reste du corps, avec oppression de poitrine toujours croissante; elles sont très-violentes et tellement douloureuses qu'elles arrachent des cris et des hurlements aux malheureux qu'elles torturent; quelquefois elles sont accompagnéss de secousses convulsives dans les mains et dans les pieds; la peau devient froide, le pouls imperceptible, et sa perte d'autant plus prompte que les douleurs ont été plus vives et les évacuations plus abondantes; les mouvements du cœur sont inappréciables par la main appliquée sur le thorax, la conjonctive s'injecte de sang, le regard est fixe, quelquefois féroce; le froid s'étend au nez, aux joues et à la langue, qui se ride en se refroidissant; il s'empare bientôt de tout le malade; une sueur visqueuse s'étend sur la surface de sa peau glacée, les doigts et les orteils se rident comme s'ils avaient été tenus dans l'eau chaude, et prennent une teinte livide-bleuâtre; enfin des plaques violacées ou noirâtres apparaissent sur les membres, puis au tronc, se rapprochent ensuite et finissent par s'étendre sur tout le corps du malheureux cholérique.

TROISIÈME DEGRÉ.

ASPHYXIE.

Tous les symptômes augmentent d'intensité; un froid de marbre ou de mort devient général, la face est profondément altérée; la voix s'éteint; le pouls n'est appréciable nulle part; la cornée transparente est flétrie et desséchée; l'haleine est glacée; les vomissements et les déjections ont cessé; la cyanose augmente; la respiration est suspendue; la mort ne tarde pas à arriver, et il a suffi quelquefois de 2 ou 3 heures pour transformer en cadavre méconnaissable l'homme le plus robuste ou la femme la plus belle.

Les cholériques n'ont pas de position fixe dans leur lit; le plus souvent, le décubitus est dorsal, le corps est quelquefois courbé en arrière comme un arc; quelques-uns se couchent sur le ventre à cause de la violente douleur qu'ils y éprouvent, d'autres enfin n'exécutent aucun mouvement et ne répondent qu'avec peine aux questions qui leur sont adressées.

Dans quelques cas fort rares, le malade conserve de l'énergie; le pouls est accéléré, il y a céphalalgie violente, vertiges, vomissements, diarrhée; ces symptômes sont ordinairement suivis d'une congestion prompte sur un organe important, et la mort en est souvent la conséquence.

Les cholériques entendent presque jusqu'au dernier moment tout ce qui se dit autour d'eux, et conservent l'intégrité de leur intelligence pendant la décomposition de leur organisme, décomposition qui s'opère avec tant de rapidité que l'œil de l'observateur en peut suivre les progrès, et voir la mort arriver à grands pas.

On ne remarque pas chez le même sujet toute la série de symptômes que j'ai décrits plus haut, car la maladie ne débute pas toujours de même, et présente une variété assez grande dans l'ordre et la succession de ses manifestations. Chez certains cholériques, le vomissement est le phénomène caractéristique; chez d'autres, c'est la diarrhée; chez d'autres encore, les principaux symptômes sont les contractions et les crampes dans les doigts et les orteils, les mouvements convulsifs et les spasmes généraux.

Les signes certains, à l'aide desquels il est impossible de ne pas reconnaître le choléra asiatique, sont les suivants : altération profonde de la face; enfoncement des yeux dans les orbites; cercle noirâtre sur les paupières; voix éteinte; vomissements et selles blanchâtres; chute du pouls; suppression de la sécrétion des larmes, du lait, des urines; crampes; froid général; coloration de la peau en bleu. Cependant tous les cholériques ne présentent pas la réunion

2

des signes que je viens d'indiquer comme positifs et utiles au diagnostic : il en est qui sont atteints mortellement et qui n'offrent qu'une partie de ces symptômes : ceux que l'on peut regarder comme les plus constants sont : la perte du pouls, la suppression des urines et le froid glacial de la peau. Celui qui, une seule fois, a eu sous les yeux cet effrayant spectacle, ne peut jamais en perdre le souvenir, ni confondre le choléra asiatique avec une autre maladie.

Le prognostic du choléra varie suivant l'époque de l'épidémie, les individus, le développement et l'intensité des symptômes, et les moyens employés pour les combattre. Ainsi, le choléra est toujours plus grave pendant la phase ascendante de l'épidémie ; les sujets bien portants ont plus de chances de guérison que ceux chez qui existe une affection chronique, ou que ceux dont l'organisme, débilité par des maladies antérieures, a perdu sa force réactive.

Lorsque le choléra débute par une diarrhée avec malaise, etc., en un mot par la cholérine, l'issue n'est pas fâcheuse, pourvu, toutefois, qu'on ait recours à une médication prompte et bien appropriée. Si, au contraire, le début est caractérisé par des vomissements et des spasmes, si, en quelques heures, la maladie a atteint le troisième degré de la première période, le prognostic est fâcheux et l'on doit avoir les craintes les plus grandes, car la mort est imminente.

DEUXIÈME PÉRIODE.

RÉACTION.

Lorsque après quelques heures de traitement, on voit le facies du malade s'éclaircir, le pouls reparaître, la peau se réchauffer, les selles reprendre une teinte jaunâtre, il est permis de se livrer aux plus consolantes espérances, qui se réalisent par le retour de la voix, de la chaleur de la langue, et la réapparition des urines, d'abord rares, douloureuses et noirâtres, puis abondantes et avec un sédiment blanchâtre.

L'état du moral influe, d'une manière remarquable, sur l'issue de l'attaque. Ainsi l'homme doué d'un grand courage, quoique d'une faible constitution, triomphe souvent dans la lutte où succombe l'athlète pusillanime, tremblant au seul nom de choléra.

Le prognostic de la seconde période varie suivant la rapidité et la violence avec lesquelles la réaction se manifeste, et les organes sur lesquels portent les mouvements congestionnaires qu'elle détermine. La réaction lente dans son développement est moins à redouter que celle qui survient brusquement.

La congestion qui s'opère sur le cerveau est la plus fatale et celle qui enlève le plus grand nombre de malades, pendant la seconde période : elle passe facilement à l'état de fièvre typhoïde.

La congestion pulmonaire présente rarement un danger bien grand. Celle qui a lieu sur les organes digestifs est en général peu grave : elle peut cependant devenir dangereuse si elle persiste longtemps.

TRAITEMENT.

PRÉSERVATIFS.

Au moment où une maladie épidémique s'approche d'une province et menace de l'envahir, les populations inquiètes ne demandent pas seulement à l'homme de l'art, s'il a des moyens pour guérir la maladie une fois développée ; mais elles s'informent encore, avec non moins de raison, si la science n'a pas la puissance de les préserver du fléau qui s'avance. Préserver une ville des atteintes d'une épidémie, n'est-ce pas, en effet, le but auquel doivent tendre tous les médecins, et l'humanité ne serait-elle pas plus redevable à celui qui l'aurait atteint qu'à celui qui, malgré ses efforts, n'aurait pu que sauver une partie de ceux qui sont frappés par la maladie ? Cette pensée toute philanthropique doit toujours présider aux précautions et aux moyens sanitaires que l'on prendra dans un pays où l'on redoute l'invasion du choléra morbus.

Les moyens préservatifs peuvent être divisés en publics et en particuliers. Les premiers sont du ressort de l'administration ; les seconds sont individuels. Je ne parlerai pas des premiers, tout est prévu dans cette ville par les soins éclairés d'un comité composé d'hommes d'un grand savoir, et par les mesures prises par l'autorité qui veille pour tous.

Les moyens préservatifs individuels sont aussi d'une haute importance : une grande propreté est nécessaire dans les appartements, qui doivent être ventilés très-souvent. Les soins personnels ne sont pas moins indispensables ; ainsi la peau doit être dans un état constant de propreté, afin que ses fonctions s'exécutent d'une manière régulière : une ablution journalière, faite le soir, sur tout le corps, avec une éponge imbibée d'eau froide et d'eau-de-vie dispose favorablement la peau. Elle maintient à la surface du corps une chaleur normale continuelle, propre à augmenter la résistance qu'il est utile que l'organisme oppose aux influences de l'épidémie, surtout pendant la nuit.

On se garantira, autant que possible, des brusques variations de température, et surtout de la fraîcheur des nuits. On se vêtira plus chaudement qu'on ne le fait habituellement, dans la même saison, et l'on fera, chaque jour, un exercice modéré, au grand air, pour s'accoutumer aux influences atmosphériques.

J'ai dit, plus haut, que lorsque le choléra est imminent, une grande partie de la population en est avertie par certains phénomènes qu'elle éprouve, tels que malaises, maux de tête, borborygmes, diarrhée, etc., etc. Un écart de régime suffit alors pour le développement de la maladie. Ces signes doivent être, pour chacun, un avis salutaire de soigner sa manière de vivre. Il est prudent de ne pas surcharger l'estomac, afin que les fonctions digestives s'exécutent d'une manière plus facile. Une grande sobriété, un genre de vie régulier, l'éloignement des excès de quelque nature qu'ils soient, des veilles prolongées et de la fatigue corporelle poussée trop loin, sont d'excellents moyens hygiéniques ; les repas seront égaux autant que possible, on ne boira pas trop dans les intervalles, et l'on s'abstiendra de tout ce qui pourrait refroidir l'estomac. Les personnes qui ont l'habitude du vin en quantité modérée, du café, du thé, n'en cesseront pas l'usage, car elles ne digéreraient plus aussi bien et seraient plus exposées au choléra.

C'est à la mise en pratique des préceptes hygiéniques que les colléges et les maisons religieuses ont dû d'être, en général, préservés des atteintes du fléau. Pendant mon séjour à Marseille, il n'est pas venu à ma connaissance qu'un seul cas de choléra ait éclaté soit au collége, soit au séminaire.

Il faut surtout ne pas avoir peur ; le calme du moral est un sûr préservatif. Ceux-là ont toujours échappé aux ravages de l'épidémie qui savaient bien que les rapports avec les malades n'ajoutaient rien aux dangers, et qu'on peut soigner les cholériques, sans rien craindre pour soi ni pour les siens.

Indépendamment des soins hygiéniques, l'homœopathie conseille l'usage de médicaments dont l'expérience a constaté les vertus préservatrices. Ceux qui ont été le plus généralement employés sont $\frac{\textit{veratrum album}}{\text{IV}}$ et $\frac{\textit{cuprum}}{\text{X}}$. Aussitôt que le choléra s'approchera de la ville, on fera bien de commencer l'emploi de ces médicaments en prenant une dose tous les quatre jours, le matin, tantôt de l'un et tantôt de l'autre. Cette dose variera suivant l'âge et la force de l'individu, depuis quelques globules jusqu'à une goutte. Une demi-heure après on prendra un bouillon ; on continuera ainsi pendant toute la durée de l'épidémie.

Les médecins homœopathes allemands ont obtenu de très-beaux résultats de l'emploi de ces médicaments. Le docteur *Marienzeller* affirme qu'il n'y eut jamais de préservatifs plus certains. A Vienne, ils ont été pris par 150,000 personnes et aucune d'elles n'a été victime du choléra. On assure qu'en Hongrie, en Saxe, en Pologne, des populations entières ont échappé aux atteintes du fléau, et que si, parmi ceux soumis à l'action des médicaments, quelques-uns ont été atteints, ils ne l'ont été que bien légèrement. Hahnemann m'a certifié qu'aucun cas de choléra ne s'était déclaré à Kœthen, où il habitait avant de venir à Paris, et cela grâce aux médicaments nommés plus haut, dont il avait pourvu tous les habitants. Quant à ce qui m'est personnel, je peux affirmer que, parmi les individus en assez grand nombre auxquels j'ai donné ces médicaments, plusieurs ont eu une cholérine légère, mais aucun le choléra.

Je conseille donc à tous ceux qui voudraient se soustraire aux attaques du choléra, de recourir à ces préservatifs, aussitôt que le fléau aura pénétré dans leur voisinage.

THÉRAPIE.

Fidèle à sa loi, l'homœopathie emploie, pour le traitement du choléra, des médicaments qui, administrés à l'homme sain, déterminent des phénomènes analogues à ceux de cette maladie. Ainsi, pour la première période, ce sont : *acidum phosphoricum, ipeca-cuanha, veratrum album* (1), *cuprum, metallum album, secale cornutum, carbo vegetabilis, laurocerasus.* Quant à la seconde période, ou période de réaction, les maladies, qui en sont quelque-

---

(1) Dans la seule histoire du choléra que nous ayons sous le nom d'Hippocrate, c'est *veratrum* qui a guéri.

fois la suite, réclament l'emploi de médicaments dont l'énuméra-
tion ne peut trouver place ici, mon intention n'étant pas de donner
la description de toutes les affections morbides qui peuvent se ma-
nifester en pareille circonstance.

PREMIER DEGRÉ.

DÉBUT.

Lorsque la maladie débute par cette série de symptômes qu'on a
nommée cholérine, le médicament conseillé, par la plupart des
médecins homœopathes, est $\frac{acidum\ phosphoricum}{1}$ dont on administre une
dose proportionnée à l'âge, à la force du sujet et à l'intensité des
phénomènes morbides. Cette dose peut varier, depuis quelques globules jusques à une goutte. On donne pour boisson quelques cuil-
lerées d'eau froide toutes les dix minutes : la diète la plus sévère
est prescrite, et le malade est couché dans un lit convenablement
couvert. Si, une heure après l'administration de la première dose,
on ne remarque pas d'amélioration, il faut la répéter et le faire
plusieurs fois, si cela est nécessaire, pour obtenir un amendement
dans les symptômes.

Une douce transpiration, la diminution des selles, et des borborygmes, l'épanouissement des traits de la face, annoncent la guérison qui s'obtient, ordinairement, d'une manière assez prompte,
surtout si le malade n'a pas trop attendu pour demander du
secours.

Lorsqu'il y a, dans ce début, malaise, nausées, vomissements
muqueux précédés de salivation abondante, et peu ou pas de
diarrhée, $\frac{ipecacuanha}{1}$ réussit très-bien (1) : mais s'il y a soif avant le

---

(1) Je viens de lire dans le Journal de Saint-Pétersbourg du 3 septembre 1847,
ce qui suit : « Dans le gouvernement de Saratoff le traitement de la maladie a été
» aussi peu satisfaisant que lors de la première épidémie. Il n'y a pas de mé-
» thodes généralement admises, si ce n'est, peut-être, l'emploi de la racine

vomissement, si les matières vomies sont verdâtres d'abord, s'il y a tranchées douloureuses augmentées par le moindre contact et accompagnées d'une grande faiblesse, c'est alors *veratrum album* qui convient.

Si le choléra éclate brusquement; s'il y a vertiges, tintement d'oreilles, espèce d'ivresse, obscurcissement de la vue, comme s'il y avait une gaze devant les yeux, soupirs profonds, serrement de poitrine, ralentissement des battements du pouls, chaleur à l'estomac et dans la gorge, crampes dans les jambes, roideur musculaire, sensation de froid général, peu de soif, absence de vomissement et de diarrhée, et même commencement de cyanose, *spiritus camphoræ* est le médicament indiqué, et qui produit souvent des merveilles contre cette forme de choléra qu'on peut nommer *choléra sec*. On en donne deux à trois gouttes, dans une cuillerée d'eau froide, et on répète la dose, toutes les deux, trois ou cinq minutes, suivant l'intensité des accidents. Il est utile de faire précéder et suivre la dose de camphre, d'un petit morceau de glace placé sur la langue du malade. Je ferai observer, à propos de la glace, que dans le cas où les malades rejettent toutes les boissons, et même l'eau froide, la glace est tolérée, trompe et calme la soif ardente qui dévore, et que les cholériques la demandent avec instance et la reçoivent avec bonheur. Le malade doit être enveloppé dans une couverture de laine, dont on ne serrera pas trop les pieds, afin de pouvoir passer la main nue, ou garnie d'une flanelle, pour faire, de haut en bas, sur les jambes, des frictions qui, quelquefois, calment les crampes, mais qui, dans tous les cas, font plaisir au malade, en lui prouvant qu'on s'occupe de lui, ce qu'il ne faut jamais négliger.

Voici ce qui arrive ordinairement, sous l'influence de ce médicament : si le mal est pris à temps, dix à douze doses sont, le plus souvent, suffisantes pour en arrêter les progrès; il détermine alors

---

» *d'ipécacuanha* dans l'apparition du mal; *ce remède en arrêtait souvent le dé-* » *veloppement ultérieur,* mais non dans tous les cas. Les autres moyens curatifs, » depuis la saignée jusqu'à l'élixir de Voronége, ont donné presque tous des ré- » sultats identiques. »

Si, après *ipécacuanha,* on avait administré *veratrum* ou *cuprum,* les tables de mortalité ne seraient pas aussi effrayantes.

une sueur locale d'abord, générale ensuite; les battements du cœur et du pouls reprennent leur fréquence, la chaleur revient, les crampes diminuent d'intensité; à mesure que les symptômes cèdent, on éloigne les doses, en prenant pour règles de conduite la diminution de la maladie et le retour à l'état normal.

Comme le médecin arrive rarement au début de la maladie, je ne saurais trop recommander à chacun de se pourvoir d'un flacon de *spiritus camphoræ :* tout le monde, le malade même, peut se l'administrer; et s'il est opposé dès le principe à la série des symptômes auxquels il est homœopathique, je ne crains pas de trop m'avancer en affirmant, et cela par expérience, que, dans la grande majorité des cas, le médecin aura peu de chose à faire pour compléter la guérison. Toutefois, je désire qu'on ne perde pas de vue que ce médicament n'est spécifique que des phénomènes nerveux de l'invasion de l'attaque; et que si, pendant son emploi, les évacuations sont survenues, il ne faut plus insister sur ce remède, mais recourir à d'autres.

La convalescence de ce premier degré est ordinairement assez rapide : mais les malades doivent suivre un régime sévère, pendant plusieurs jours, et s'observer beaucoup, surtout s'il y a du bruit et des mouvements dans le ventre, car une faute dans le régime peut faire passer la maladie au second degré.

Dans le nombre des observations que j'ai recueillies, j'en ai choisi une à l'appui de ce que je viens d'avancer sur les propriétés du camphre et sur l'importance de la diète; la voici : Un homme, âgé de 44 ans, ouvrier sur le port de Marseille, fortement constitué, est atteint subitement par le choléra, le 29 juillet 1835 à dix heures du matin; appelé près de lui, deux heures après, je le trouve dans l'état suivant : facies profondément altéré et plombé, yeux enfoncés et cernés d'un cercle noirâtre, voix presque éteinte, soif, langue froide et recouverte d'un léger enduit grisâtre, anxiété précordiale avec angoisse, agitation dans le lit, roideur des membres, crampes générales, sueur froide visqueuse, perte du pouls radial, on le sent à peine aux carotides; suppression des urines, extrémités bleues.

Le malade n'a pris encore aucun médicament, je le fais mettre dans une couverture de laine, et lui administre, de suite, une dose de 3 gouttes d'esprit de camphre dans une cuillerée d'eau froide, et je donne l'ordre de répéter cette dose toutes les cinq minutes. Une

heure et demie s'écoule et le pouls reparaît filiforme, la peau
commence à reprendre un peu de chaleur, ensuite la transpiration
se manifeste d'abord à la poitrine et au ventre, puis devient générale et abondante, les crampes diminuent d'une manière remarquable, les membres s'assouplissent, l'anxiété cesse et le malade
s'endort d'un sommeil qui se prolonge pendant trois heures. A son
réveil il sourit et se trouve bien, seulement d'une extrême faiblesse.
Je le fais placer dans un lit sec et chaud et prescris une dose de
camphre, toutes les deux heures jusqu'à ma visite du lendemain
matin, avec défense de l'éveiller pour lui donner le médicament,
dût-il dormir toute la nuit. La soirée et la nuit se passent fort bien ;
on n'a pu administrer que 3 doses de camphre, et le 30 juillet, au
matin, le malade me dit qu'il veut manger. Je refuse et permets
seulement une tasse de bouillon : mais on donne, dans la matinée,
deux fois de la soupe. Une heure ne s'est pas écoulée que le malade
vomit, le potage d'abord, puis des matières verdâtres très-abon-
dantes, la soif devient excessive, l'eau froide est rejetée ; suivent
plusieurs selles bilieuses d'abord, puis aqueuses et ayant l'aspect
d'eau de savon. Je viens à 4 heures et donne aussitôt $\frac{veratrum}{IV}$ 3 globules à répéter tous les quarts d'heure. Six doses sont prises, et
les accidents cessent dans la soirée ; mais il n'y a pas encore d'u-
rine. Le 31, la coloration de la peau est meilleure, la soif est moins
vive, la voix plus forte, le pouls s'est relevé et bat 60 fois par mi-
nute. Le soir le malade rend une petite quantité d'urines d'abord
douloureuses et brunes, la voix est encore voilée, grande faiblesse.
Bouillon de bœuf. Les 1, 2, 3 août, des aliments légers sont permis ;
le 6, guérison.

DEUXIÈME DEGRÉ.

Les médicaments le mieux appropriés aux symptômes de ce second degré du choléra sont : *veratrum album, cuprum, metallum album, secale cornutum.*

Veratrum est le médicament qui a été le plus vanté pour le traitement du choléra. Tous les homœopathes s'accordent à le regarder comme le principal spécifique de cette redoutable maladie. Il convient principalement s'il y a fréquents vomissements, diarrhée abondante, violente douleur à l'estomac, hoquet, déjections aqueuses, soif inextinguible, froid et tension crampoïde. On en donne une dose que l'on répète à une distance plus ou moins rapprochée suivant que la maladie marche plus ou moins rapidement.

Cuprum est indiqué, surtout, s'il y a douleur anxieuse au creux de l'estomac et dans le ventre, augmentée par le toucher, et si les crampes sont avec secousses convulsives aux extrémités des membres. Il convient parfaitement, lorsque les selles sont sanguinolentes et que les vomissements tendent à s'arrêter ; que les urines sont supprimées et le pouls presque perdu.

Dans un grand nombre de cas on alterne ces deux médicaments avec beaucoup de succès.

Metallum album convient, lorsqu'au début du choléra les symptômes les plus fâcheux se manifestent avec une grande rapidité : tels que faiblesse extrême, douleur brûlante d'estomac s'étendant au nombril ; que le malade s'agite continuellement en exprimant la crainte de la mort ; qu'il y a diarrhée avec ou sans vomissements ni crampes ; que le pouls est presque éteint.

Le docteur Rummel a employé, avec beaucoup de succès, $\frac{\textit{secale cornutum}}{I.}$ lorsque le vomissement est apaisé, en totalité ou en grande partie, mais que les déjections alvines ne changent pas de couleur et que tout annonce que la bile n'a pas encore reparu dans le canal intestinal. Peu après l'administration de ce remède, les douleurs des membres se calment, les selles deviennent jaunes ou vertes, ce qui permet de concevoir les plus grandes espérances.

Quel que soit le médicament employé, la boisson doit être la même, c'est-à-dire de l'eau froide en petite quantité ; mais il faut, si le malade la vomit, la remplacer par de la glace.

Si, dans l'espace d'une ou de deux heures, le malade s'assoupit, cette circonstance est d'un bon augure, surtout si le pouls reparaît, si la peau se réchauffe et si les vomissements cessent ; mais il est des cas où l'amélioration est plus tardive, plus lente aussi dans sa marche et nécessite une plus longue médication.

La convalescence exige les mêmes soins et les mêmes précautions que dans le premier degré.

TROISIÈME DEGRÉ.

Cette augmentation d'intensité de tous les symptômes constitue un état extrêmement grave, qui met en péril les jours du malade. Il faut encore administrer *veratrum* et *cuprum*, mais si plusieurs doses ne sont suivies d'aucune amélioration, si, au contraire, l'agonie approche, quelques homœopathes ont conseillé *laurocerasus*. Le docteur Bakody a employé, dans ces cas, avec beaucoup de bonheur, *carbo vegetabilis*. Le docteur Fischer, des environs de Vienne, fut assez heureux pour sauver quatre malades, dans l'état asphyxique, en administrant ce médicament. Il vit, après quelques heures, le pouls se relever, la chaleur revenir à la peau, et il compléta la guérison en prescrivant les médicaments appropriés aux phénomènes de la réaction.

La convalescence de ce troisième degré est longue et le plus souvent orageuse : pendant longtemps le malade est très-faible, les précautions les plus grandes sont nécessaires ; un écart de régime est mortel.

DEUXIÈME PÉRIODE.

RÉACTION.

Après une attaque de choléra heureusement combattue, le retour
à la santé ne s'opère pas toujours d'une manière douce et insensible ;
des accidents plus ou moins graves peuvent survenir, et le malade
qui a échappé à l'épidémie peut succomber à une affection consé-
cutive. Il peut arriver qu'au moment où la circulation se rétablit,
elle soit accélérée au point de faire craindre une congestion sur un
ou plusieurs organes importants. Dans ce cas on prescrit $\frac{aconitum}{I}$,
ce grand modérateur de l'appareil circulatoire, et on le répète toutes
les heures jusqu'à la diminution marquée de l'état fébrile, puis on
le fait suivre des médicaments les plus homœopathiques aux autres
symptômes.

Ainsi, lorsque la réaction menace le cerveau, qu'il y a céphalalgie
frontale brûlante, que les yeux sont brillants, le visage rouge, à
l'*aconitum* succèdera avec avantage *belladona*.

Si les organes pulmonaires tendent à devenir le siége d'un point
fluxionnaire, *bryonia alba* après *aconit* réussit parfaitement ; et si
la douleur des poumons persiste et qu'il s'y joigne quelques symptômes nerveux, on obtiendra de bons effets de *rhus toxicodendron*
ou de *acidum phosphoricum :* surtout si le malade est dans un état
de stupeur.

Si la scène se passe dans les voies digestives, *nux vomica, bryonia
alba, metallum album* sont fort utiles.

S'il survient une fièvre nerveuse, le choix variera suivant les symptômes entre *phosphoricum acidum, rhus, bryonia, belladona,
hyosciamus, stramonium*.

Quelques doses de *china* aideront à faire cesser la prostration qui succède le plus ordinairement au choléra. L'insomnie et la faiblesse de la mémoire, que les malades conservent pendant quelque temps, cèderont assez facilement à *tinctura sulphuris*.

La convalescence de cette période doit être surveillée comme celle qui succède à toute maladie aiguë; cependant il ne faut pas tenir trop longtemps le convalescent à une diète sévère; quelques aliments légers doivent être permis aussitôt que possible; et l'on en augmente successivement la quantité, de telle sorte que le rétablissement de la santé s'opère sans fatigue pour les organes digestifs.

Au début d'une épidémie de choléra, le médecin homœopathe doit étudier la constitution épidémique, et recueillir avec soin les symptômes caractéristiques de la maladie, afin de déterminer le médicament le plus homœopathique à l'état morbide prédominant; car, quoique le fléau se montre partout escorté des mêmes phénomènes, il peut cependant y avoir prédominance des uns sur les autres, et la médication doit être modifiée par cette circonstance. Ainsi, pendant l'épidémie de Marseille, *veratrum* a répondu au plus grand nombre des symptômes de la maladie. D'autres médicaments qui avaient réussi à merveille dans d'autres épidémies, n'ont pas produit alors ce qu'on attendait d'eux. Le camphre et l'acide phosphorique ont été dans ce cas. Le premier de ces médicaments conseillé par le docteur Quin contre toutes les formes et tous les degrés du choléra, a échoué toutes les fois qu'il y avait vomissements et diarrhée : *veratrum* l'a remplacé avec succès. Le camphre a réussi dans les cas de crampes, roideur musculaire, froid, etc., etc., avec absence de déjections.

Acidum phosphoricum recommandé pour le traitement de la cholérine n'a été suivi d'aucun amendement dans les symptômes, tandis qu'il a suffi d'une ou deux doses de *veratrum* pour arrêter les accidents; mais lorsqu'après ce médicament les borborygmes et les gargouillements dans le ventre se faisaient encore sentir, *acidum phosphoricum* les enlevait avec rapidité.

Il n'est pas de maladie qui use aussi vite l'action des médicaments homœopathiques que le choléra. Aussi faut-il les répéter souvent et ne s'arrêter que lorsque le malade est en pleine voie d'amélioration :

alors il faut suspendre toute médication, et cela aussi longtemps que l'amélioration est progressive; mais, dès qu'elle est interrompue, il faut avoir recours de nouveau au médicament qui l'avait produite, ou à tout autre, selon la modification apportée dans l'état du malade par son emploi, ou le développement de nouveaux phénomènes morbides. Si le cholérique a déjà fait usage de quelques médicaments conseillés par l'ancienne médecine ou les habitudes populaires, il faut donner de suite 5 à 6 gouttes de *spiritus camphoræ* dans une cuillerée d'eau froide, répétées plusieurs fois, de 3 en 3 minutes, dans le but de ranimer un peu le système abattu, et de neutraliser l'action des remèdes pris antérieurement; puis on passe à d'autres substances indiquées par les symptômes. Cependant il faut éviter de perdre un temps toujours très-précieux en pareille circonstance, et, si le cas est pressant, que le camphre ne soit pas le médicament le plus homœopathique, il faut administrer le plus approprié, et en répéter les doses jusqu'à ce qu'il ait agi conformément au but qu'on se propose.

S'il est une maladie à laquelle soit applicable le précepte *Principiis obsta,* c'est assurément le choléra morbus épidémique. Aussi les médecins homœopathes s'accordent-ils à dire qu'il serait une des maladies les plus faciles à guérir si les médicaments pouvaient être administrés au début. Il est donc essentiel pour chacun de se munir à l'avance de tous ceux que j'ai indiqués, afin de pouvoir, au besoin, commencer le traitement en attendant l'arrivée du médecin.

Toutefois, quoique le traitement homœopathique du choléra ait été suivi des plus heureux résultats, on ne saurait disconvenir qu'une fois le mal parvenu à son plus haut point d'intensité, et le cholérique arrivé à cet état de cadavérisation qui caractérise le degré asphyxique, les chances sont on ne peut plus défavorables.

Il ne faut cependant pas, même alors, se laisser décourager, car les succès inespérés obtenus dans quelques cas, où les malades paraissaient voués à une mort certaine, doivent engager le médecin à continuer le traitement tant qu'il reste un souffle de vie au cholérique qui réclame ses soins.

C'est dans cette pensée, c'est dans l'espoir de soustraire au fléau dévastateur le plus grand nombre possible de victimes que j'ai écrit

ce qu'on vient de lire. J'ai cherché à être compris de tous ; j'ai tâché
d'être clair et concis comme la vérité : trop heureux s'il m'est donné
de porter dès à présent un peu de calme dans les imaginations ti-
morées, de diminuer les chances fatales au moment du danger, de
remplir enfin dans toute son étendue la mission du médecin, c'est-
à-dire soulager et guérir souvent, consoler toujours

La formule nécessaire pour se procurer les médicaments désignés
dans cette brochure est déposée à la Pharmacie homœopathique
spéciale de M. Catellan, rue du Helder, 15, à Paris.

Les substances sont réunies dans une boîte disposée exprès et de
manière à les préserver de toute altération.

Paris. — Imprimé par Plon frères, 36, rue de Vaugirard.

9 782019 274597